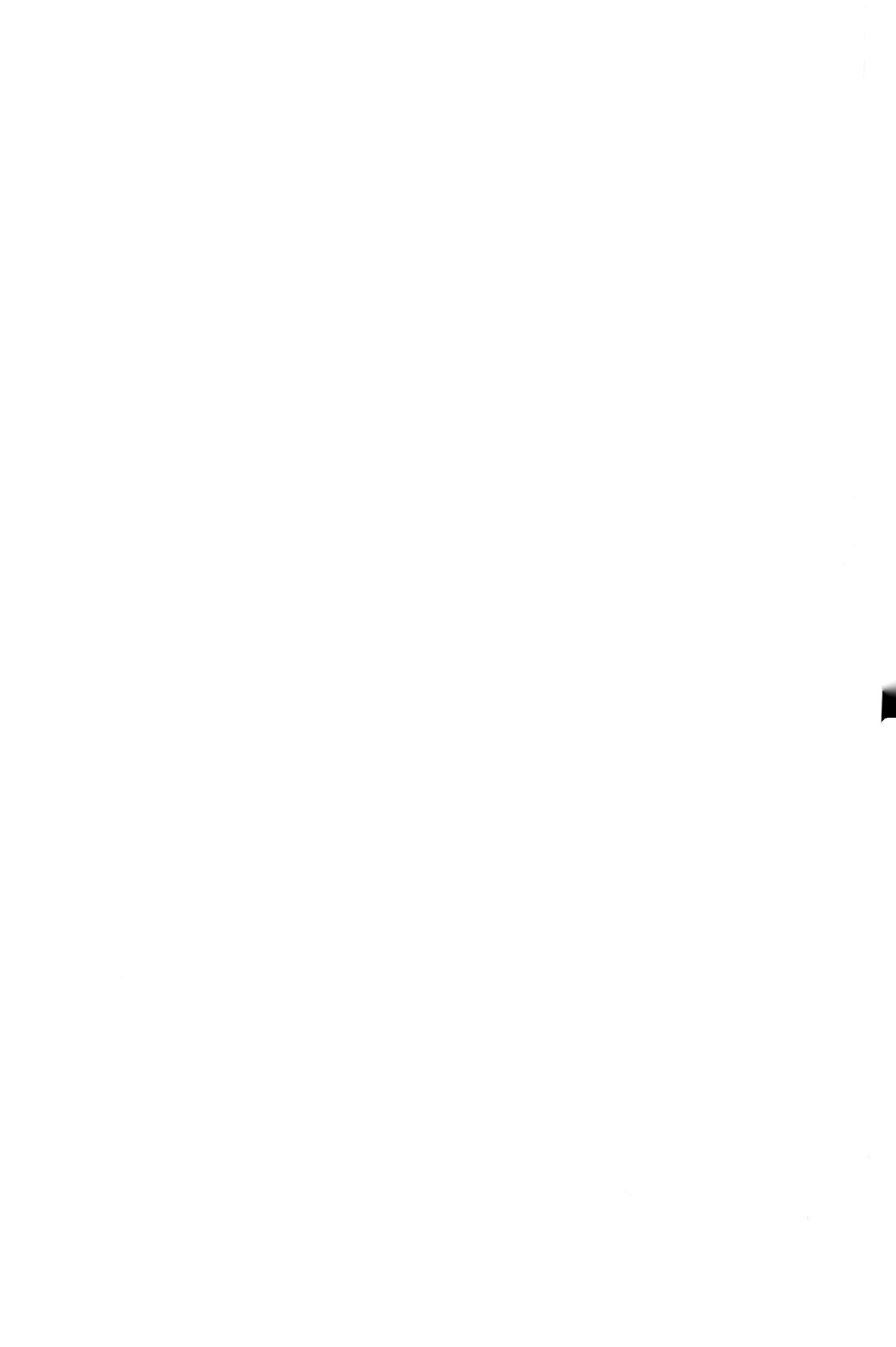

STATUTS
ET
REGLEMENS
POUR LES CHIRURGIENS des Provinces, établis ou non établis en Corps de Communauté.

A PARIS,
Chez CHARLES OSMONT, Imprimeur de l'Académie Royale de Chirurgie, rue S. Jacques, à l'Olivier.

MDCCXLV.

STATUTS
ET
REGLEMENS

POUR LES CHIRURGIENS des Provinces, établis ou non établis en Corps de Communauté.

TITRE PREMIER.

Des Droits & Prérogatives du premier Chirurgien.

ARTICLE PREMIER.

LES Statuts, Privileges & Ordonnances accordés au premier Chirurgien du Roy, ses Lieutenans & Commis; Arrêts & Réglemens donnés en vertu d'iceux, seront observés : en conséquence le premier Chirurgien du Roy, en qualité de Chef & Garde des Chartres, Statuts & Privileges de la Chirurgie, continuera par lui, ou par ses Lieutenans d'exercer sa Jurisdiction sur toutes les Communautés des Chirurgiens du Royaume, ſans exception d'aucune Province, ni Colonies; comme auſſi ſur tous les Chirurgiens non établis en Corps de Communauté, & d'avoir ſes droits utiles à chaque reception d'Aſpirant, ainſi qu'ils ſeront réglés ci-après.

II.

Tous ceux qui exercent quelque partie de la Chirurgie ſeront pareillement ſoumis à la Juriſdiction du premier Chirurgien du Roy & de ſes Lieutenans; & jouiront tant le premier Chirurgien, que ſes Lieutenans, du droit de faire aſſembler toutes les Communautés pour les affaires d'icelles, enſemble pour les Actes néceſſaires à la réception des Aſpirans, de préſider à leurs Aſſemblées, d'y porter le premier la parole, de recueillir leurs voix, de prononcer, de recevoir le ſerment, d'entendre les comptes des Prévôts & Receveurs, comme auſſi feront obſerver la diſcipline, les Statuts & Réglemens concernant la Chirurgie.

III.

Le Lieutenant du premier Chirurgien dans chacune Communauté des Chirurgiens, ſera toujours choiſi par le premier Chirurgien dans le nombre de trois Maîtres d'icelle Communauté, ou aggrégés à icelle, qui lui auront été préſentés par ſes Maire & Echevins, Jurats & Conſuls, conformément à l'Edit de Septembre 1723. Le Greffier ſera l'un des Maîtres de la Communauté qui entendra les affaires; & en cas qu'il ne s'en trouve point de cette qualité, telle autre perſonne d'honnête profeſſion & de bonnes vie & mœurs, avec la capacité requiſe, lequel Greffier ainſi choiſi par le premier Chirurgien ſera obligé d'exercer par lui-même ſon emploi; & lorſque le Greffier ſera l'un des Maîtres Chirurgiens, il continuera de jouir de tous ſes droits en qualité de Maître Chirurgien, sauf en cas d'absence, ou incompatibilité de fonctions, lorsque le Greffier se trouvera l'un des Interrogateurs, ou autrement, à commettre par le Lieutenant l'un des autres Maîtres pour Greffier.

IV.

Les Lieutenans du premier Chirurgien établis dans les Villes ou lieux où il y a des Baillages, Sénéchaussées & autres Jurisdictions ressortissans nuement en nos Cours de Parlement, auront inspection sur les Chirurgiens établis dans l'étendue de la Jurisdiction; mais si dans le ressort de la Jurisdiction il se trouve des Villes & lieux où il y ait Communauté de Chirurgiens, aux termes de l'Article IX. cy-après, & où par ce moyen il y ait un Lieutenant, le Lieutenant aura jurisdiction sur les Chirurgiens de l'étendue de la Justice du lieu où il sera établi, sans que le Lieutenant commis dans le lieu du Baillage, Sénéchaussée, ou autre Justice ressortissant nuement en nos Cours de Parlement, puisse y exercer aucune jurisdiction.

V.

La Déclaration du 25 Août 1715. sera exécutée selon sa forme & teneur; en conséquence toutes les contestations qui pourroient être formées au sujet des droits utiles & honorifiques de la Charge de premier Chirurgien du Roy, ses Lieutenans, Greffiers & Commis, de quelque nature qu'elles puissent être, seront portées directement en la Grand'Chambre du Parlement de Paris, à l'exception de celles qui pourroient naître dans l'étendue de nos Colonies, lesquelles seront portées en premiere Instance devant les Juges qui y sont établis, & en derniere aux Conseils Supérieurs qui y sont pareillement établis. Ne pourront néanmoins sous prétexte de cette attribution les Lieutenans du premier Chirurgien du Roy, Greffiers ou Commis, porter ou faire évoquer en la Grand'Chambre du Parlement de Paris leurs autres causes, contestations ou affaires personnelles, ou celles qui ne concerneront que la police ou l'exécution des présens Statuts sans aucun rapport à leurs droits & privileges.

TITRE DEUXIÉME.

Des Droits des Maîtres Chirurgiens.

VI.

AUCUNES personnes de quelque qualité & condition qu'elles soient ne pourront exercer la Chirurgie en aucun lieu, à moins d'être reçus Maîtres, soit pour les Villes où il y aura Communauté, soit pour les Villes où il n'y en aura point, soit pour les Bourgs & Villages, suivant & conformément aux Titres V. & VII. des présens Statuts ; défenses à tous autres d'exercer conjointement ou séparément quelques-unes des parties de la Chirurgie, même à tous Ecclésiastiques Séculiers ou Réguliers, Religieux ou autres, de faire aucunes incisions, opérations, ni pansemens, à peine de cinq cens livres d'amende, même de plus grande peine s'il y échet en cas de récidive, & sans qu'aucunes personnes de quelque qualité & condition qu'elles soient, puissent en accorder la faculté sous quelque prétexte que ce puisse être. Ne pourront aussi les Chirurgiens reçus pour une Ville où il y aura Communauté, s'établir dans une autre Ville où il y aura Communauté, sans se faire aggréger en icelle, ainsi qu'il sera ordonné au Titre des Aggrégations ; & pareillement ceux qui auront été reçus pour une Ville où il n'y a point de Communauté, ne pourront s'établir dans aucune Ville où il ait Communauté sans s'y faire recevoir dans la forme qui sera prescrite au Titre des Receptions : De même ceux qui n'auront été reçus que pour de simples Paroisses, ne pourront exercer leur profession dans aucunes Villes, mais auront la liberté de s'établir dans tous les Bourgs & simples Paroisses où ils jugeront à propos; le tout à la charge de l'exception portée par l'article LXVIII. des présens Statuts.

VII.

Ceux qui exerceront purement & simplement la Chirurgie, seront réputés exercer un Art libéral, & jouiront de tous les Privileges attribués aux Arts liberaux.

TITRE TROISIÉME.

De la forme des Communautés & de leurs Assemblées.

VIII.

Les Communautés des Chirurgiens soumises aux présens Statuts, seront indépendantes les unes des autres.

IX.

Dans toutes les Villes où il y aura un Lieutenant du premier Chirurgien, le Lieutenant & les Maîtres Chirurgiens de ces Villes formeront en vertu des présens Statuts une Communauté qui aura les mêmes Privileges que les autres Communautés.

X.

Chaque Communauté sera à l'avenir composée du

Lieutenant du premier Chirurgien, d'un Prévôt s'il y a au-dessus de vingt Maîtres, & de deux s'il y en a vingt & au-dessus; d'un Doyen & de tous les autres Maîtres Chirurgiens reçus ou aggregés dans la Communauté, & d'un Greffier, lesquels seront inscrits sur un Tableau dans l'ordre ci dessus, en observant entre les Maîtres qui ne sont point Officiers, celui de leur reception.

XI.

Il y aura dans chaque Communauté deux sortes de Registres: Sçavoir un Registre des Receptions où seront transcrits les Actes d'apprentissage, & tous les Actes concernans les réceptions des Aspirans, & un autre des délibérations où seront inscrits les Actes concernans les délibérations sur toutes les affaires de chaque Communauté; lesquels Registres seront cottés & paraphés par premiere & derniere feuille, par le Lieutenant du premier Chirurgien du Roy, & contiendront tous les Actes de suite par ordre de datte, sans y laisser aucun blanc, à peine de cinquante livres d'amende contre le Greffier pour chaque contravention.

XII.

Tous les anciens Registres, Titres & Papiers de chaque Communauté seront enfermés dans un Coffre ou Armoire sous trois différentes clefs, dont le Lieutenant, le Greffier, & le Prévôt en charge auront chacun une. A l'égard des Registres courans des receptions & délibérations, ils seront entre les mains du Greffier qui en sera chargé pendant trois années, après lequel tems ils seront clos par le Lieutenant, le Prévôt en charge & le Greffier, & renfermés ensuite avec les anciens Titres.

XIII.

Sera envoyé au commencement du mois de Janvier de

de chacune année au premier Chirurgien du Roi, à la diligence de ſon Greffier dans chaque Communauté, un état ſigné par le Lieutenant des noms des Aſpirans qui auront été reçus Maîtres pendant l'année précédente, & de tous les Maîtres de la Communauté, à commencer du premier Janvier prochain, à peine de cinquante livres d'amende contre le Greffier, & de déchéance de ſes Privileges pendant deux années.

X I V.

CHAQUE Communauté conviendra d'une Chambre commune où toutes les Aſſemblées ſeront faites, à peine de nullité, ſoit pour les délibérations de la Communauté, élections des Prévôts, redditions des comptes, ſoit pour les épreuves & réceptions, même pour l'inſtallation des Lieutenans & Greffiers, enſemble pour toutes les affaires de la Communauté, leſquelles Aſſemblées ſeront convoquées ſur le Mandement du Lieutenant du premier Chirurgien, ou du Prévôt en cas de vacance de la place de Lieutenant, ou de ſon refus trois jours après la ſommation qui lui en aura été faite.

X V.

DANS toutes les Aſſemblées générales ou particulieres le Lieutenant du premier Chirurgien aura la premiere place, enſuite les Prévôts, le Doyen & les autres Maîtres ſuivant le rang de leur réception ; à l'égard des conſultations, les avis ſeront donnés d'abord par les plus jeunes, enſuite en rétrogradant par les autres Maîtres ; tous porteront honneur & reſpect au Lieutenant du premier Chirurgien, aux Prévôts en Charge, au Doyen & à tous leurs Anciens. En cas de contravention au préſent article, les Contrevenans ſeront exclus des entrées de la Chambre commune pour le tems qui ſera déterminé à la pluralité des voix.

XVI.

Apre's l'expoſition du ſujet de l'Aſſemblée faite par le Lieutenant du premier Chirurgien, ou par le Prevôt qui préſidera en ſon abſence, chaque Maître ne pourra parler qu'à ſon rang, & lorſque ſon nom ſera appellé par le Greffier ; le tout à peine de cinq livres d'amende pour la premiere fois, de vingt livres pour la ſeconde ; en cas de récidive il ſera privé des entrées de la Chambre commune & de tous ſes émolumens.

XVII.

Dans toutes les Aſſemblées les opinions ſeront priſes par le Lieutenant du premier Chirurgien, en commençant par les Prévôts en Charge, par le Doyen, par les Maîtres qui ont paſſé les Charges, & par les autres Maîtres ſuivant l'ordre de leur réception ; enſuite le Lieutenant du premier Chirurgien donnera ſon avis, il comptera les ſuffrages, & la déliberation qu'il prononcera ſera tranſcrite ſur les Regiſtres par le Greffier, ainſi qu'elle aura paſſé à la pluralité des voix ; & en l'abſence du Lieutenant du premier Chirurgien, le plus ancien des Prévôts en Charge préſidera, recueillera les voix, prononcera les délibérations, qui ſeront dans ce cas ſignées par tous les Aſſiſtans.

XVIII.

Le Lieutenant du premier Chirurgien, les Prévôts en Charge, le Doyen & le Greffier s'aſſembleront en la Chambre commune tous les Lundis de chaque ſemaine trois heures de relevée, pour traiter des affaires communes, police & diſcipline qui concerneront les Maîtres, Veuves, Apprentifs, Garçons & tous ceux qui ſont ſoumis à la Communauté ; & s'il ſurvenoit des affaires urgentes ou importantes, tous les Maîtres de la Communauté feront mandés extraordinairement par billets du Lieutenant du premier Chirurgien, & tenus de fe trouver en la Chambre commune au jour & heure qui leur auront été indiqués, à peine de trois livres d'amende, finon en cas de maladie ou autre caufe légitime.

XIX.

On ne pourra faire aucun emprunt, obligation, ni dépenfe extraordinaire qu'en vertu d'une délibération faite dans une Affemblée générale de tous les Maîtres de la Communauté à la pluralité des fuffrages, & homologuée par le Lieutenant Général de Police, à peine par les Prévôts d'être refponfables defdits emprunts & dépenfes extraordinaires en leur propre & privé nom.

XX.

Les deniers de la bourfe commune feront employés pour acquitter les charges ordinaires & annuelles de la Communauté, fuivant l'état qui en fera arrêté dans une Affemblée de la Communauté, lequel état fera homologué par le Juge de Police fur les conclufions du Procureur du Roi, ou du Procureur Fifcal du lieu de ladite Communauté; & s'il reftoit des deniers après l'acquittement des charges ordinaires & annuelles, il n'en pourra être fait emploi qu'en vertu d'une délibération de la Communauté, fondée fur des raifons juftes & néceffaires, laquelle délibération fera pareillement homologuée par le Juge de Police fur les conclufions du Procureur du Roi, ou du Procureur Fifcal; & au défaut des délibérations & homologations ci-deffus, les dépenfes faites par les Prévôts feront rayées dans les comptes qu'ils feront tenus de rendre de leur adminiftration dans une Affemblée de la Communauté, lefquels comptes en cas de difficulté feront examinés, vûs & approuvés fi faire fe doit, ſinon réformés par le même Juge de Police, ou le Procureur du Roi, ou le Procureur Fiſcal, avant qu'ils puiſſent être exécutés; & ſera lors payé pour tous droits & vacations aux Juges, ſçavoir ſix livres au Lieutenant de Police, & quatre livres au Procureur du Roi, ou au Procureur Fiſcal pour chacune homologation ou *viſa* de compte, lequel droit aura pareillement lieu pour toutes les autres homologations requiſes & néceſſaires.

XXI.

LORSQUE les Maîtres & Veuves des Maîtres, Apprentifs, Compagnons & autres qui ſont ſoumis à la Communauté ſeront mandés par le Lieutenant du premier Chirurgien, ou par les Prévôts en Charge en l'abſence du Lieutenant, pour ſe trouver aux Aſſemblées, ils ſeront tenus de s'y rendre, à peine d'amende, & autres peines qu'il appartiendra, qui ſeront prononcées par les Officiers de Police des lieux, ſur l'avis du Lieutenant & des Prévôts en Charge.

XXII.

DANS les Hôpitaux des Villes où il n'y a point de Chirurgiens ordinaires, les Lieutenans du premier Chirurgien, & les Prévôts en Charge nommeront de mois en mois deux d'entre les Maîtres de la Communauté, ſçavoir un Ancien en réception, & l'autre du nombre des Jeunes, qui ſeront choiſis à tour de rolle pour ſe trouver tous les jours à l'Hôpital de la Ville, & y panſer gratuitement les pauvres Malades, le tout ſans rien innover par rapport aux lieux où il y a des Médecins & Chirurgiens ordinaires des Hôpitaux.

XXIII.

LORSQU'IL ſera néceſſaire de choiſir & nommer un Garçon Chirurgien pour ſervir les Pauvres dans l'Hôpital de la Ville en qualité de premier Compagnon, on admettra ceux qui se présenteront au concours, en observant qu'ils soient de bonnes vie & mœurs, qu'ils ayent au moins vingt-ans, qu'ils ayent travaillé pendant deux années ou dans les Hôpitaux ou chez les Maîtres, soit dans la Ville, soit d'une autre Ville où il y ait Communauté; & seront les Compagnons examinés par le Lieutenant du premier Chirurgien, les Prévôts en Charge, en présence des Gouverneurs & Administrateurs de l'Hôpital, du Substitut du Procureur Général du Roi, s'il y en a un dans le lieu, ou du Procureur Fiscal s'il n'y a point de Substitut, des Médecins de l'Hôpital, même du Doyen de la Faculté de Médecine, s'il y en a une dans le lieu, & sera choisi parmi ceux qui auront été examinés celui qui sera jugé le plus capable pour panser les Malades de l'Hôpital pendant six années entieres & consécutives.

XXIV.

Ne pourront néanmoins les Compagnons, après les six années accomplies, exercer la Chirurgie dans la Ville jusqu'à ce qu'ils ayent été reçus dans la Communauté des Maîtres Chirurgiens, en faisant seulement une légere expérience comme il sera spécifié en l'article LXIX, & au moyen de leur aggrégation ils jouiront des mêmes droits & émolumens que les autres Maîtres de la Communauté.

XXV.

Chaque Communauté fera démontrer publiquement dans sa Chambre commune par l'un des anciens Maîtres qu'elle nommera tous les ans, l'Anatomie, l'Osteologie, & toutes les opérations de la Chirurgie; & en cas qu'elle ne puisse avoir un sujet humain, la démonstration se fera sur un sujet desseché, & sur des animaux pour les opérations du bas ventre & de la poitrine, & sur la tête d'un veau pour le trépan, & ſera payé au Demonſtrateur cinquante livres ſur les deniers de la bourſe commune. Déſenſes aux Barbiers-Perruquiers, enſemble à leurs Garçons d'y entrer à peine d'amende, & aux Garçons Chirurgiens avec épées, cannes ou bâtons; enjoint à eux de s'y comporter avec reſpect, à peine de punition exemplaire, & d'être procédé extraordinairement contr'eux devant le Lieutenant de Police.

TITRE QUATRIÉME.

De l'Election des Prévôts.

XXVI.

DANS toutes les Communautés des Chirurgiens qui ſeront au-deſſous de vingt Maîtres, ſera tous les ans ſur les Mandemens ou Billets du Lieutenant du premier Chirurgien, fait élection d'un Prévôt à la pluralité des voix des Maîtres qui compoſeront l'Aſſemblée, laquelle ſe fera l'un des jours du mois de Mars, & aucun ne pourra être Prévôt qu'après quatre années de réception.

XXVII.

LE Prévôt élû ſera Receveur pendant l'année de ſon exercice, il prêtera ſerment entre les mains du Lieutenant, laquelle preſtation ſera enregiſtrée par le Greffier dans le Regiſtre des délibérations, & il en fera les fonctions en vertu de la commiſſion qui lui en ſera délivrée par le Greffier.

XXVIII.

LES fonctions du Prévôt ſeront de gérer les affaires de la Communauté, de recevoir les deniers communs, de payer les dépenſes & frais ordinaires, de veiller avec le Lieutenant du premier Chirurgien à l'obſervation des Statuts & de la diſcipline de la Chirurgie, d'empêcher qu'aucun Particulier ne l'exerce ſans titre, & que les autres ne tombent dans des abus ou malverſations; & en cas de contravention, après avoir pris l'avis du Lieutenant du premier Chirurgien, ou à ſon refus après ſommation à lui faite, de pourſuivre les Réfractaires pardevant le Lieutenant de Police, ou en cas qu'il n'y en ait point dans le lieu, devant le Juge ordinaire à qui la Police appartient, le tout ſuivant les Edits, Déclarations & Statuts.

XXIX.

DANS les Communautés qui ſeront ordinairement compoſées de vingt Maîtres & au-deſſus, il y aura deux Prévôts, dont les fonctions dureront deux ans; ſera élu un Prévôt tous les ans pour remplacer celui qui ſortira de fonction, & l'Ancien aura les mêmes droits que le Prévôt dans les Communautés où il n'y en a qu'un.

XXX.

LE Lieutenant & les Prévôts en Charge feront célébrer le Service divin en telle Egliſe qu'ils trouveront à propos, conſiſtant en premieres Vêpres la veille de Saint Côme, une Meſſe ſolemnelle, Vêpres, Salut le jour de la Fête, & un Service le lendemain pour le repos des Ames des défunts Confréres, où tous les Maîtres ſeront tenus d'aſſiſter, ſinon en cas de maladie ou de cauſe légitime.

XXXI.

LE Prévôt ne pourra faire aucun emprunt, ſoit pour le rembourſement des avances par lui faites, ou pour quelqu'autre cauſe que ce puiſſe être, ſi ce n'eſt en vertu d'une délibération préalable de la Communauté, laquelle ne pourra être exécutée qu'après avoir été homologuée par le Juge de Police sur les conclusions du Procureur du Roi, ou du Procureur Fiscal, sur la représentation que le Prévôt sera tenu de faire ausdits Officiers de l'état de sa recette & dépense, ensemble des piéces justificatives d'icelles; & en cas qu'il soit délibéré dans la Communauté de pourvoir au remboursement des avances faites par le Prévôt, ou au payement d'autres dettes & charges de la Communauté par voie de contribution, ou de répartition entre tous les Maîtres, les conditions & formalités ci-dessus marquées seront pareillement observées avant que le Prévôt puisse faire exécuter la délibération.

TITRE CINQUIÉME.

De la Reception des Aspirans à la Maîtrise.

XXXII.

AUCUN Aspirant à la Maîtrise ne sera admis à faire le grand chef-d'œuvre qu'il n'ait atteint l'âge de vingt ans, s'il est fils de Maître, & de vingt-deux s'il ne l'est pas.

XXXIII.

AUCUN Aspirant ne pourra être admis à la Maîtrise qu'il ne soit Apprentif de l'un des Maîtres d'une Communauté approuvée, & son Brevet enregistré, qu'il n'ait travaillé sous des Maîtres dans la Ville ou autre où il y aura Communauté, au moins pendant trois ans après son apprentissage, ou deux ans dans les Hôpitaux des Villes frontieres, ou sous les Chirurgiens Majors des Armées du Roi, ou trois ans sous les Maîtres à Paris, ou au moins une

une année, ſoit dans l'Hôtel-Dieu, dans celui des Invalides, ſoit dans l'Hôpital de la Charité à Paris, & que des endroits où il aura ſervi, il ne rapporte des certificats des Adminiſtrateurs des Hôpitaux légaliſés par les Juges des Lieux; & à l'égard de ceux des Chirurgiens Majors, certifiés par le Colonel du Regiment où ils ſervoient dans le tems marqué par leurs certificats.

XXXIV.

Aucun des Maîtres d'une Communauté ne pourra avoir plus d'un Apprentif à la fois, & ne lui ſera libre d'en prendre un ſecond que deux années après avoir pris le premier, à moins que le premier ne ſoit ſorti pour juſte cauſe, ou n'ait quitté ſon apprentiſſage; & ſera l'Apprentif obligé de demeurer chez le Maître, à peine de nullité de ſon apprentiſſage.

XXXV.

Les Chirurgiens qui ne ſont point Maîtres de la Communauté, ni les Veuves des Maîtres, ne pourront avoir aucuns Apprentifs, ni Alloués, à peine de cinquante livres d'amende, & de deux cens livres de dommages & interêts contre les Contrevenans.

XXXVI.

Les Brevets d'apprentiſſage ſeront de deux ans ſans interruption, & ſeront les Maîtres obligés de les faire enregiſtrer au Greffe du premier Chirurgien dans la quinzaine de leur datte pour tout délai, même d'en faire ſigner la minutte au Lieutenant & au Greffier, à peine de nullité de Brevets, & pour chaque enregiſtrement ſera payé par l'Apprentif la ſomme de dix livres au Receveur de la Communauté au profit d'icelle, & trois livres au Greffier du premier Chirurgien.

XXXVII.

LORSQUE les Maîtres de la Communauté ſerviront dans les Armées, le certificat qu'ils donneront aux Aprentiſs pour le Service d'une Campagne leur vaudra pour certificat d'une année, & ſera le certificat viſé par le Colonel ou premier Officier du Regiment, ou du Corps auquel le Maître Chirurgien ſera attaché.

XXXVIII.

ENTRE les Aſpirans les fils de Maîtres ſeront préférés, les fils des Anciens aux Modernes, & à l'égard des Aprentiſs des Maîtres de la Communauté, on ſuivra l'ordre de leur ancienneté.

XXXIX.

LES fils de Maîtres ſeront préférés aux autres Aſpirans s'ils ſont en égalité de concurrence pour faire leurs Actes, ſans néanmoins que cette préférence puiſſe empêcher, ni interrompre le cours de ſemaines anatomiques, ni autres.

XL.

LES fils de Maîtres, & ceux qui auront épouſé une de leurs filles qui aſpireront à la Maîtriſe par le grand chef-d'œuvre, ne payeront que la moitié des droits que les autres Aſpirans payent pour le grand chef-d'œuvre.

XLI.

AUCUN Aſpirant ne pourra ſe préſenter à la Maîtriſe ſans être aſſiſté d'un Conducteur qu'il pourra choiſir dans le nombre des Maîtres de la Communauté, lequel aura au moins cinq années de réception, & aucun Maître ne pourra conduire plus d'un Aſpirant à la fois. Ne pourront pareillement les Conducteurs avoir voix déliberative ſur le refus ou l'admiſſion de leurs Aſpirans, même les interroger en aucun Acte, ſans que néanmoins ils puiſſent ſe diſpenſer d'être préſens aux examens, à peine d'être privés de leur diſtribution qui demeurera en ce cas, auſſi-bien que celle de tous les autres Maîtres abſens, au profit de la Communauté, à moins que leur abſence ne ſoit cauſée par maladie ou autre cauſe légitime bien & dûement prouvée.

XLII.

SI l'Aſpirant ne fait pas ſes opérations & ſes démonſtrations ſuivant les régles, le Conducteur ſera obligé de réparer la faute; & en cas que le Conducteur n'y ſatisfaſſe pas, le Lieutenant du premier Chirurgien, ou les Prévôts y pourvoiront.

XLIII.

L'ASPIRANT ne ſera reçu à faire aucun Acte, ſi ce n'eſt en préſence de ſon Conducteur, qui ne pourra commettre un autre Maître en ſa place, s'il n'en eſt diſpenſé par maladie; il ſera même obligé d'accompagner ſon Aſpirant pour porter ſes billets chez tous les Maîtres, à l'exception de l'Acte appellé immatricule; & en cas que le Conducteur refuſe ou néglige de le faire, il y ſera pourvû par le Lieutenant du premier Chirurgien, ou par le Prévôt en Charge.

XLIV.

LES Aſpirans à la Maîtriſe ſeront obligés de préſenter au Lieutenant du premier Chirurgien une Requête ſignée d'eux & de leur Conducteur, à laquelle ſeront joints leur Extrait-Baptiſtaire, enſemble leurs certificats de vie & mœurs, de Religion Catholique, Apoſtolique & Romaine & ceux de ſervices.

XLV.

LE Lieutenant du premier Chirurgien répondra la Requête d'un Soit communiqué aux Prévôts en Charge pour donner leur avis ſur les qualités de l'Aſpirant, & ſi les Prévôts eſtiment qu'elles ſoient ſuffiſantes, l'Aſpirant pourra porter ſes billets de convocation chez les Maîtres.

XLVI.

APRE'S la Supplication de l'Aſpirant admiſe dans l'Aſſemblée, il y ſera ſommairement interrogé par le Lieutenant du premier Chirurgien & par les Prévôts, & où il n'y en a qu'un, il le ſera auſſi par le Doyen ſur les principes de la Chirurgie; s'il eſt jugé ſuffiſant & capable dans cet examen appellé Sommaire, le Lieutenant du premier Chirurgien ordonnera qu'il ſoit immatriculé dans les Regiſtres, & renvoyé au mois pour ſon premier examen.

XLVII.

L'ACTE pour le premier examen ne pourra être differé plus de deux mois par l'Aſpirant, à compter du jour de l'immatricule, à peine de nullité.

XLVIII.

LES Mandemens ou Billets ſervans à convoquer les Aſſemblées pour les Actes des Aſpirans, & l'indication des jours & heures ſeront dreſſés & écrits par le Greffier, ſignés & délivrés par le Lieutenant du premier Chirurgien.

XLIX.

LES Billets de convocation, tant pour le premier examen que pour le dernier, ſeront portés par l'Aſpirant chez les Maîtres neuf jours avant celui qui lui aura été indiqué; quant aux Actes des ſemaines, les Billets pourront être portés la veille, ou le jour même, ſuivant la néceſſité.

L.

LES Actes du premier examen des trois ſemaines,

& du dernier examen, seront faits en présence du Lieutenant du premier Chirurgien, des Prévôts & Greffier, du Doyen de la Communauté, & de tous les autres Maîtres d'icelle, & chaque examen ne pourra durer moins de deux heures.

L I.

Le Lieutenant du premier Chirurgien pour le premier, fera tirer au sort quatre Maîtres, pour avec les Prévôts & Doyen où il n'y a qu'un Prévôt & lui, interroger l'Aspirant; sçavoir sur les principes de la Chirurgie, sur le Chapitre singulier, sur le géneral des tumeurs, des playes, des ulcéres, & chacun d'eux à leur choix, en commençant par le Lieutenant du premier Chirurgien & par les Prévôts en Charge : interrogera au moins une demie heure.

L I I.

L'Acte fini, l'Aspirant se retirera, ensuite le Lieutenant du premier Chirurgien recueillera les voix sur la capacité ou incapacité de l'Aspirant; s'il est jugé incapable, il sera renvoyé à trois mois pour recommencer le même examen; au contraire s'il est trouvé capable, il sera admis à faire deux mois après les deux Actes par semaines d'Osteologie, ou de maladie des os, entre lesquels deux Actes il y aura deux jours d'intervalle.

L I I I.

Le premier jour l'Aspirant sera interrogé par le Lieutenant du premier Chirurgien, les Prévôts, & deux Maîtres tirés au sort par le Lieutenant, sur le géneral de l'Osteologie, sur toute la tête, sur la poitrine, l'épine & sur les extrêmités tant supérieures qu'inférieures; l'Acte fini, l'Aspirant se retirera, & il en sera usé sur sa capacité ou incapacité ainsi qu'au précedent article.

LIV.

Le deuxiéme jour l'Aſpirant ſera interrogé ſur les fractures & diſlocations & maladies qui ſurviennent, ſur les bandages & appareils ; l'Acte fini, l'Aſpirant ſe retirera, & en ſera uſé comme deſſus, tant ſur ſa capacité que ſur ſon incapacité ; & au cas qu'il ſoit admis à faire ſon Anatomie & ſes opérations, il les pourra commencer depuis la Touſſaint juſqu'au dernier jour d'Avril.

LV.

Le premier jour l'Aſpirant ſera interrogé par le Lieutenant du premier Chirurgien, les Prévôts, & deux Maîtres tirés au ſort par le Lieutenant, ſur l'anatomie des parties principales, en commençant par les parties du bas ventre, la poitrine, la tête, & enſuite les extrêmités ; il fera ſes opérations ſur un ſujet humain, ſinon ſur les parties des animaux convenables, après quoi l'Aſpirant ſe retirera, & il en ſera uſé comme deſſus ſur ſa capacité ou ſur ſon incapacité.

LVI.

Le ſecond jour l'Aſpirant ſera examiné ſur les opérations Chirurgicales, telle que la Cure des tumeurs, des playes, l'amputation, la taille, le trépan, le cancer, l'empiéme, les hernies, les ponctions, la fiſtule, les ouvertures des abcès, & ſur les autres opérations principales ; les Examinateurs donneront enſuite leurs avis ſur ſa capacité, & en cas qu'il ſoit admis, il ſe diſpoſera pour l'examen des Médicamens.

LVII.

Le premier jour l'Aſpirant ſera interrogé, tant ſur la théorie que ſur la pratique de la ſaignée, & notamment ſur la maniere d'ouvrir la veine, de faire la ligature, les bandages, ſur l'anevriſme, ſur les accidens de la ſaignée, ſur les moyens d'y remédier ; l'Acte fini, l'Aſpirant ſe retirera, & les Examinateurs donneront leurs avis ſur ſa capacité ou incapacité.

LVIII.

Le deuxiéme jour l'Aſpirant ſera interrogé par le Lieutenant du premier Chirurgien, le Prévôt, & deux Maîtres tirés au ſort par le Lieutenant, ſur les Médicamens ſimples & compoſés, tels que les émoliens, adouciſſans, les réſolutifs, & tels autres qui conviennent dans les différentes maladies, & ſur les emplâtres de différente nature, cataplâmes, fomentations d'huiles, baûme, baûmes ſimples & compoſés, ſur leurs vertus & effets ; cet Acte fini, l'Aſpirant ſe préparera à faire celui de ſon dernier examen appellé de rigueur.

LIX.

Dans chaque Communauté où il y aura douze Maîtres, le Lieutenant du premier Chirurgien huit jours avant celui déſigné pour le dernier examen, tirera au ſort ſix Maîtres de la Communauté, pour avec lui & le Prévôt en Charge interroger l'Aſpirant ; & s'il y a moins de douze Maîtres, les ſix premiers interrogeront l'Aſpirant ; le Lieutenant interrogera le premier, enſuite les Prévôts, & les ſix Maîtres ſuivant leur ancienneté de réception, les uns & les autres interrogeront l'Aſpirant ſur le fait de pratique ; l'Acte fini, ſi l'Aſpirant eſt jugé capable à la pluralité des voix de l'Aſſemblée, il ſera reçu Maître, & ſera l'Acte de réception dreſſé, rédigé & tranſcrit par le Greffier ſur le Regiſtre contenant les réceptions des Maitres de la Communauté, lequel Regiſtre ſera ſigné, tant par le Lieutenant du premier Chirurgien du Roy & les Prévôts, que par tous les autres Maîtres qui auront reçu des droits comme étant préſens à la réception.

LX.

APRE'S que l'Aſpirant aura été reçu Maître, le Lieutenant du premier Chirurgien lui fera prêter ſerment entre ſes mains, il lui fera délivrer par le Greffier une expédition en forme de ſa réception pour lui ſervir de Lettres de Maîtriſe, & il ſignera ces Lettres avec ſon Greffier.

LXI.

SI quelque Maître de ceux qui ont été choiſis & nommés par le Lieutenant du premier Chirurgien pour interroger dans les Actes des Aſpirans, eſt abſent, le Lieutenant pourra choiſir d'autres Examinateurs entre les préſens, auſquels il fera donner la part & diſtribution de ceux qu'ils auront remplacés; ce qui ſera pareillement obſervé à l'égard des Prévôts, & en ce cas les Maîtres qui interrogeront en l'abſence des Prévôts ſeront pris dans le nombre des plus anciens en réception.

LXII.

SI l'Aſpirant eſt refuſé dans quelque examen, & qu'il ſe prétende capable, il ſe fera donner un Acte de refus, & ſe pourvoira devant le premier Chirurgien pour ſubir les mêmes examens à Saint Côme en la maniere accoutumée, ou en cas de trop grand éloignement, pour lui être nommé d'autres Examinateurs dans la Communauté de la Ville voiſine au choix du premier Chirurgien; & s'il eſt jugé capable, ce nouvel examen tiendra lieu de celui où il aura été refuſé.

LXIII.

TOUTES les Requêtes, ſoit pour le grand chef-d'œuvre, ou pour les légeres expériences à l'égard des Aſpirans, ſoit pour les Sage-femmes, ſeront dreſſées par le Greffier du premier Chirurgien dans chaque Communauté des Maîtres Chirurgiens.

LXIV.

LXIV.

LORSQU'IL s'agira de proceder à la réception d'un Aſpirant, le Médecin de la Ville où elle ſe fera, ſera averti par l'Aſpirant, aſſiſté de ſon Conducteur, pour être préſent à la tentative, au premier & dernier examen, & à la preſtation de ſerment, & ce trois jours avant le premier examen; le Médecin aura la place d'honneur à la droite des Examinateurs, ainſi qu'il ſe pratique à Saint Coſme; & à l'égard des droits utiles du Médecin, ils ſeront payés ſur le pied de trois livres par chaque aſſiſtance, conformément aux Statuts de Paris.

TITRE SIXIÉME.

Des Droits qui ſeront payés pour les Réceptions dans les Villes où il y aura Communauté.

LXV.

AU premier Chirurgien du Roy perſonnellement, ou à ſon Lieutenant pour répondre la premiere Requête, quatre livres; au Greffier, trois livres dans les Villes où il y a Archevêché, Evêché, Parlement, Siege, Préſidial, Bailliage ou Sénéchauſſée reſſortiſſant nuement aux Cours de Parlement; & dans les autres, trois livres au Lieutenant, & trente ſols au Greffier. Pour l'examen ſommaire de l'immatricule au premier Chirurgien ou à ſon Lieutenant, trois livres; aux Prévôts ou au Prévôt & Doyen & au Greffier, chacun deux livres dans les Villes de la premiere claſſe ci-deſſus, & dans les autres deux livres dix ſols, & une livre dix ſols.

PREMIER EXAMEN.

Au premier Chirurgien, ou à son Lieutenant pour l'examen, dix livres; au Greffier, quatre livres, aux Prévôts ou au Prévôt & Doyen, à chacun quatre livres, & à chacun des Maîtres présens, deux livres dans les Villes de la premiere classe; & dans les autres, huit livres au premier Chirurgien ou son Lieutenant; au Greffier, Prévôt & Examinateurs, chacun trois livres, & à chacun des Maîtres présens trente sols.

ENTRÉE EN SEMAINE.

Osteologie.

Pareils droits qu'au premier examen pour chacun des Actes, à l'exception des Maîtres présens, pour lesquels il ne sera rien payé.

Anatomie.

Pareils droits pour chacun des Actes, à l'exception des Maîtres présens, pour lesquels il ne sera rien payé.

Medicamens.

Pareils droits qu'au premier examen, à l'exception des Maîtres présens.

DERNIER EXAMEN.

Pareils droits qu'au premier examen; sera encore donné par l'Aspirant lors de sa réception cent livres pour la Bourse commune dans les Villes de la premiere classe, & cinquante livres dans les autres, & ce en cas que la Communauté ait fait démontrer publiquement l'anatomie & les autres opérations, conformément à l'article XXV. ci-dessus, pendant les deux années précedantes la réception de l'Aſpirant, ſinon l'Aſpirant ne payera rien à la Bourſe commune; ce qui aura lieu pour tous les autres Aſpirans ſans exception.

TITRE SEPTIÉME.

Des Réceptions des Aſpirans pour les Villes où il n'y a point de Communauté, & pour les Bourgs & Villages.

LXVI.

LES Aſpirans qui voudront ſe faire recevoir pour les Villes où il n'y a point de Communauté, ni de Lieutenant du premier Chirurgien, repréſenteront des certificats de bonnes vie & mœurs, de Religion Catholique, Apoſtolique & Romaine, de deux années d'apprentiſſage chez un Maître Chirurgien d'une Communauté ou de ſervice dans les Hôpitaux, & de trois années d'exercice chez les Maîtres ou dans les Hôpitaux; enſuite ils préſenteront leur Requête au Lieutenant du premier Chirurgien dans la Communauté des Chirurgiens de la Ville la plus prochaine, pour être reçus à faire leurs examens de trois heures chacun en deux jours différens devant le Lieutenant du premier Chirurgien, les Prévôts ou Prévôt & Doyen, dans les lieux où il n'y a qu'un Prévôt, & deux Maîtres qui ſeront tirés au ſort, ſçavoir le premier examen ſur l'anatomie, l'oſteologie, les fractures & luxations; & le ſecond ſur les ſaignées, les apoſtêmes, playes, ulceres & médicamens, & ils ſeront reçus s'ils ſont jugés capables, en prêtant ſerment, & en payant pour tous droits cent ſix livres; ſçavoir trente livres au premier Chirurgien ou à ſon Lieutenant, tant pour répondre la Requête, pour les Billets de convocation, que pour les examens; trente livres aux Prévôts, Doyen & autres Interrogateurs; ſçavoir à chacun ſept livres dix ſols, vingt livres au Greffier, & ſix livres au Médecin, s'il y en a qui ait droit d'aſſiſter, ſinon l'Aſpirant ne les payera, & vingt livres à la Bourſe commune, au cas qu'il y ait eu démonſtration publique dans la Communauté, conformément à l'article LXV.

LXVII.

Les Aſpirans qui voudront ſe faire recevoir pour les Bourgs & Villages, repréſenteront des certificats de bonnes vie & mœurs, de Religion Catholique, Apoſtolique & Romaine, de deux années d'apprentiſſage chez l'un des Maîtres d'une Communauté ou dans les Hôpitaux, & de deux années d'exercice depuis l'apprentiſſage chez un Maître, ou dans les Hôpitaux; enſuite ils ſubiront un ſeul examen de trois heures ſur les principes de la Chirurgie, ſur les ſaignées, les apoſtêmes, les playes & médicamens, devant le Lieutenant du premier Chirurgien, les Prévôts, ou le Prévôt & le Doyen, où il n'y a qu'un Prevôt, & ce dans la Communauté des Chirurgiens de la Ville la plus prochaine de leur demeure, où ils ſeront reçus, s'ils ſont jugés capables, en prêtant ſerment, & en payant pour tous droits ſoixante-dix livres; ſçavoir vingt livres au premier Chirurgien ou à ſon Lieutenant, pour répondre la Requête & les billets de convocation, enſemble pour l'examen; vingt-cinq livres aux Prévôts, Doyen, & aux deux autres Maîtres, à raiſon de cinq livres chacun, dix livres au Greffier, cinq livres au Médecin, s'il y en a qui ait droit d'aſſiſter à l'examen, & où il n'y en a pas, l'Aſpirant en ſera déchargé, & dix livres à la Bourſe commune, au cas qu'il y ait lieu à ce payement, conformément au ſuſdit article LXV.

TITRE HUITIÉME.

Des Aggrégations.

LXVIII.

NE pourront ſe faire aggréger à une Communauté que les Maîtres d'une autre Communauté & les Garçons qui auront ſervi les Malades ſix ans dans un Hôpital, comme il eſt marqué en l'article XXIV.

LXIX.

CEUX qui auront droit de ſe faire aggréger dans une autre Communauté, ne ſeront tenus que de faire une légere expérience, qui conſiſtera en un ſeul examen de trois heures, ſur les principales parties de la Chirurgie, lequel examen ſera fait par le Lieutenant du premier Chirurgien, les Prévôts & Doyen en préſence de tous les Maîtres de la Communauté, mandés à cet effet ; & ſera payé pour tous droits par l'Aſpirant le quart des droits ordinaires au premier Chirurgien ou à ſon Lieutenant, aux Prévôts, au Doyen, Greffier, & aux Maîtres, & la moitié de ce qui ſe paye pour la Bourſe commune par ceux qui n'ont été reçus dans aucune Communauté, & par les autres cent livres, ou cinquante livres à la Bourſe commune, ſuivant l'uſage obſervé dans les Communautés.

LXX.

CEUX qui voudront exercer la partie de la Chirurgie, appellée Herniaire, ou ne s'occuper qu'à la cure des Dents, & à remettre les Membres démis o● diſloqués, ſeront tenus avant d'en faire aucun exercice, de ſe faire recevoir dans une Communauté; ils ſubiront un examen de pratique, & ſeront reçus, s'ils ſont jugés capables, en payant pour tous droits la ſomme de cent livres diſtribuable, comme en l'article des droits des réceptions, & cinquante livres au profit de la Bourſe commune.

TITRE NEUVIÉME.

De la Réception des Sageſemmes.

LXXI.

TOUTES Aſpirantes à l'Art des Accouchemens dans une Ville où il aura Communauté, ſeront tenues de faire deux années d'apprentiſſage avec une Maîtreſſe Sageſemme de la Ville, ou de ſervir deux années à l'Hôtel-Dieu de la même Ville, au cas qu'il y ait moyen d'occuper des Apprentiſſes en cet Art.

LXXII.

LES Brevets d'apprentiſſage qui ſeront faits chez les Chirurgiens-Accoucheurs, ſeront enregiſtrés au Greffe du premier Chirurgien dans la quinzaine de leur datte, à peine de nullité, & ſera payé pour tous droits au Greffier trois livres; à l'égard des Apprentiſſes de l'Hôtel-Dieu, elles juſtifieront de deux années de Service par un certificat des Adminiſtrateurs, qui ſera atteſté par la Maîtreſſe & principale Sageſemme du même Hôtel-Dieu, à l'exception de celles qui auront ſervi à l'Hôtel-Dieu de Paris, pour leſquelles trois mois de Service ſeront ſuffiſans.

LXXIII.

Les Aſpirantes qui voudront être reçûes à la Maîtriſe, ſeront au moins âgées de vingt ans ; elles préſenteront au Lieutenant du premier Chirurgien leurs Requêtes ſignées d'elles & de l'une des Jurées-Sagefemmes, avec leur Extrait-Baptiſtaire, Certificat d'apprentiſſage, de vie & mœurs, de Religion Catholique, Apoſtolique & Romaine.

LXXIV.

La Requête ſera répondue par le Lieutenant du premier Chirurgien d'un Soit communiqué au Prévôt pour y donner ſon conſentement, après quoi l'Aſpirante ſera tenue de ſe préſenter à la Chambre commune aux jours & heures marqués par le premier Chirurgien ou ſon Lieutenant pour ſubir ſon examen.

LXXV.

L'Aspirante ſera examinée pendant trois heures par le premier Chirurgien ou ſon Lieutenant, par le Prévôt en Charge, le Doyen, la Sagefemme Jurée ou la plus ancienne Sagefemme, s'il y en a pluſieurs dans le lieu, ſur la matiere des Accouchemens ; elle ſera reçue ſi elle eſt jugée capable, en prêtant ſerment & en payant trente-ſept livres, ſçavoir dix livres au premier Chirurgien ou à ſon Lieutenant ; au Prévôt, au Doyen & à l'ancienne Sagefemme chacun quatre livres, au Greffier cinq livres, & à la Bourſe commune dix livres.

LXXVI.

A l'egard des Villes où il n'y a point de Lieutenant ni de Communauté, les Aſpirantes en l'Art des Accouchemens s'adreſſeront au premier Chirurgien ou à ſon Lieutenant dans la Communauté des Chirurgiens de la Ville où eſt établi le Siege, Baillage & Sénéchauſſée où elles voudroient exercer l'Art des Accouchemens, & elles ſeront tenues de repréſenter audit Lieutenant un certificat des bonnes vie & mœurs, de Religion Catholique, Apoſtolique & Romaine; après quoi elles ſeront examinées par le premier Chirurgien ou ſon Lieutenant, par le plus ancien Prévôt, & par le Doyen des Maîtres de la Communauté; & ſi elles ſont jugées capables, elles ſeront reçûes, après avoir prêté ſerment, en payant vingt-trois livres, ſçavoir au premier Chirurgien ou à ſon Lieutenant huit livres, au Prévôt & au Doyen à chacun quatre livres, à la Maîtreſſe Sagefemme trois livres, & au Greffier quatre livres.

LXXVII.

A L'EGARD des femmes qui voudront exercer l'Art des Accouchemens dans les Bourgs & Villages, elles ſeront interrogées par le Lieutenant du premier Chirurgien dans la Communauté des Chirurgiens de la plus prochaine Ville des lieux où elles voudront s'établir, & par le plus ancien Prévôt; elles ſeront reçues après avoir prêté le ſerment ordinaire, elles payeront ſeulement dix livres, ſçavoir quatre livres au premier Chirurgien ou à ſon Lieutenant, trois livres au Prévôt, & trois livres au Greffier, en cas qu'elles en ayent les moyens, ſinon elles ſeront gratuitement reçues, en rapportant un certificat de pauvreté de leur Curé, & leur ſeront auſſi gratuitement données des Proviſions par le Greffier, attendu que leur examen n'eſt ordonné que pour les inſtruire, ſans que les Proviſions puiſſent leur être refuſées, ſous prétexte de défaut de payement.

LXXVIII.

DE'FENSES ſont faites d'exiger de plus grands droits que

que ceux ci-dessus spécifiés, même de recevoir aucuns présens ni repas, à peine de concussion & restitution du quadruple.

TITRE DIXIÉME.

De la Police de la Chirurgie.

LXXIX.

LES Prévôts en Charge feront leurs visites toutes fois & quantes ils le croiront nécessaire dans les Maisons particulieres, Palais, Hôtels, Colleges, Prisons, Enclos, & tous autres lieux privilegiés ou prétendus tels, & ce en vertu de la permission des Juges des lieux.

LXXX.

SERA fait tous les ans une visite par le Lieutenant du premier Chirurgien, assisté de son Greffier, chez tous les Maîtres Chirurgiens de la Ville où réside le Lieutenant, ensemble chez les Chirurgiens privilegiés & Veuves, pour voir s'il ne se commet point d'abus tant par rapport aux Apprentifs qu'autrement, & si leurs instrumens sont en état, & sera payé par chaque Chirurgien ou Veuve trois livres pour la visite, sçavoir deux livres au Lieutenant & vingt sols au Greffier.

LXXXI.

SERA pareillement fait une visite tous les ans par le Lieutenant du premier Chirurgien seul & sans Greffier chez tous les Chirurgiens des Villes, Bourgs, Villages & lieux du ressort du Siege, Baillage ou Sénéchaussée, établis dans le lieu où le Lieutenant fait sa résidence, pour voir s'ils observent les Statuts & Réglemens, s'ils sont munis des instrumens & des médicamens simples ou composés, tels qu'ils sont énoncés dans l'article LVIII. ci-dessus, & autres choses nécessaires à la Chirurgie; comme aussi pour entendre les plaintes qu'on pourroit rendre contre les Contrevenans, en dresser son Procès verbal, & ensuite en faire son rapport aux Juges des lieux, pour y être par eux pourvû; & sera payé par chaque Chirurgien au Lieutenant deux livres.

LXXXII.

AUCUNS Chirurgiens, Maîtres ou autres généralement quelconques, ne pourront lever aucun appareil posé par un autre, hors le cas d'un péril évident, qu'en sa présence, ou après une sommation bien & dûement faite, à peine d'interdiction & de cinq cens livres d'amende, & seront les Chirurgiens qui auront posé l'appareil tenus de répondre à ces sommations sous les mêmes peines.

LXXXIII.

L'OUVERTURE des Cadavres ne pourra être faite, & il n'y pourra être procedé depuis le premier Avril jusqu'au premier Octobre, que douze heures après la mort, & depuis le premier Octobre jusqu'au premier Avril que vingt-quatre heures après. Ceux qui décederont subitement ne pourront être ouverts en toutes saisons qu'après vingt-quatre heures pour le moins, le tout s'il n'est autrement ordonné par Justice.

LXXXIV.

IL est enjoint sous les peines portées par les Ordonnances & Réglemens à tous Maîtres Chirurgiens qui seront appellés pour visiter les Blessés ou Malades, d'en faire donner avis aux Curés des Paroisses dans lesquelles ils demeureront, ou aux Prêtres par eux préposés, aussitôt que leurs maladies ou blessures paroîtront dangereuses.

LXXXV.

Les Veuves des Maîtres de la Communauté qui voudront faire exercer la Chirurgie dans la Ville, soit en Boutique ou en Chambre, seront tenues d'occuper les lieux en personne, comme aussi de présenter au Lieutenant du premier Chirurgien, & aux Prévôts en Charge, un Garçon qui sera par eux examiné sans frais ; & s'ils le trouvent suffisant & capable, son nom sera inscrit dans un Registre particulier qui sera tenu à cet effet par le Greffier auquel sera payé par le Garçon une livre pour droit d'enregistrement : Ne pourront les Garçons faire aucunes opérations décisives, ni lever aucun appareil en occasion grave & importante, sans appeller un des Maîtres ou prendre son avis, qu'il sera obligé de lui donner gratuitement pour la premiere ou deuxiéme visite seulement, à peine contre le Maître, en cas de refus, de cinquante livres d'amende.

LXXXVI.

Les Garçons ainsi agréés seront tenus de se présenter une fois l'an à la Chambre commune de la Communauté, accompagnés des Veuves dont ils tiendront les Boutiques ou Chambres, sçavoir depuis le premier jour de Janvier jusqu'au dernier jour de Mars suivant, à l'effet d'y renouveller leur enregistrement, faute de quoi & ce tems passé ils n'y seront plus reçus, & ne pourront les Garçons ni les Veuves qui les auront employés, tenir Boutique ouverte, exercer ou faire exercer pendant l'année, & pour le nouvel enregistrement sera payé au Greffier pareil droit de vingt sols, comme en l'article précedent.

LXXXVII.

En cas que le Lieutenant du premier Chirurgien & les Prévôts estiment que les Garçons présentés par les

Veuves ne doivent point être agréés, ou qu'après l'avoir été pour une année, ils ne conviennent pas de les agréer pour continuer à tenir Boutique ou Chambre ſous le nom des Veuves, ou d'agréer d'autres Garçons, ſoit pour impéritie, mauvaiſe conduite ou contravention aux Réglemens, il leur ſera permis de les refuſer, les Veuves ſeront obligées de préſenter un autre Garçon, & ceux qui contreviendront au préſent article ſeront ſolidairement condamnés en cinquante livres d'amende.

LXXXVIII.

Les Garçons des Maîtres d'une Communauté ou des Veuves de Maîtres n'en pourront ſortir ſans un congé par écrit, & en cas qu'ils veuillent entrer chez un Barbier-Perruquier ils ſeront tenus de déclarer auſſi par écrit au Maître Chirurgien ou à la Veuve de chez qui ils ſortiront, qu'ils renoncent pour toujours à l'Art de Chirurgie.

LXXXIX.

Ceux des Garçons Chirurgiens qui ſans avoir fait cette déclaration, & ſans l'avoir réïterée au Greffe du premier Chirurgien dans la Communauté, entreront chez les Barbiers Perruquiers, ne pourront être reçûs Maîtres dans l'une ni l'autre Communauté, à peine de nullité de leurs réceptions & de trois cens livres d'amende.

XC.

Les Garçons qui ſortiront de chez un Maître avec un congé par écrit, ne pourront être reçus au ſervice d'un autre Maître, ſi ce n'eſt du conſentement de ceux d'où ils ſortent actuellement, quoiqu'ils en ayent des congés par écrit ; & ſeront les Maîtres ou Veuves des Maîtres qui auront reçu quelques Garçons au préjudice des défenſes portées par le préſent article, tenus de les congédier à la premiere réquiſition qui leur en ſera faite par les Maîtres & Veuves dont les Garçons auront quitté le ſervice ; le tout à peine de deux cens livres d'amende contre chacun Maître ou Veuve de Maître qui ſe trouveront en contravention.

XCI.

Les Barbiers-Perruquiers & Chirurgiens qui retiendront à leur ſervice un Garçon ſortant de chez un Chirurgien ou Veuve de Maître, au préjudice de la réquiſition qui lui ſera faite par le Maître Chirurgien ou la Veuve que le Garçon aura quitté ſans congé par écrit, ſeront condamnés en deux cens livres d'amende.

XCII.

Il eſt très-expreſſément défendu à tous Barbiers-Perruquiers, Etuviſtes, leurs Serviteurs, Domeſtiques, d'exercer l'Art de Chirurgie, & à tous les Garçons Chirurgiens qui ne ſont point actuellement au ſervice des Maîtres de la Communauté ou des Veuves, d'exercer l'Art de Chirurgie & Barberie dans les Villes où il y a Communauté, à peine de confiſcation de leurs inſtrumens, & ſolidairement en cinq cens livres d'amende, même de punition exemplaire en cas de récidive.

XCIII.

Les Sagefemmes ſeront tenues de mettre leurs noms au bas de leurs Enſeignes ; défenſes à elles d'en faire inſcrire d'autres.

XCIV.

Deux ou pluſieurs Sagefemmes ne pourront demeurer dans la même maiſon, ſi ce n'eſt du conſentement de la plus ancienne dans la maiſon.

XCV.

Défenses à tous Particuliers, Chirurgiens, Soldats ſervans dans quelques Régimens ou Compagnies que ce ſoit d'exercer la Chirurgie, lorſqu'ils ſeront dans une Ville, ſi ce n'eſt pour les Soldats des Régimens. Il leur eſt pareillement fait défenſes d'avoir des Garçons ni d'autres demeures que celles du quartier de leurs Compagnies; comme auſſi d'avoir d'autres marques extérieures de Chirurgiens que celles d'un ſeul Baſſin attaché à la fenêtre de leur chambre ſans aucune ſaillie, indication ni autre étalage; & en cas que leur logement ſoit marqué dans une Boutique ou Salle baſſe qui ait une vûe ſur la rue, ils ne pourront expoſer dehors aucuns Baſſins, ni avoir à l'ouverture des Salles ou Boutiques aucune marque extérieure de Chirurgiens; & ſera l'ouverture d'un ſimple chaſſis de papier poſé ſur l'appui en dedans, avec un ſeul carreau de verre de la grandeur d'un pied en quarré, ſans que les Chirurgiens Soldats puiſſent avoir dans la Boutique, Salle ou Chambre, aucunes portes vitrées, ni que perſonne puiſſe y travailler en leur abſence, le tout à peine de trois cens livres d'amende, & de plus grande peine s'il y échet.

XCVI.

AUCUN ne pourra faire imprimer, afficher ou diſtribuer tel remede que ce ſoit dépendant de l'Art, s'il n'en a obtenu la permiſſion du Lieutenant Géneral de Police, ſur les Certificats du premier Médecin, du premier Chirurgien de Sa Majeſté, ou de tels autres Médecins & Chirurgiens que le premier Médecin ou le premier Chirurgien jugeront à propos de choiſir, & ceux qui obtiendront ces permiſſions ſeront tenus d'exprimer dans leurs Placards, Affiches ou Billets, leurs noms & demeures, à peine de cinq cens livres d'amende.

XCVII.

LES Imprimeurs qui imprimeront ces Billets & Placards seront tenus d'y faire mention des permissions & exprimer leurs noms, à peine de pareille amende de cinq cens livres, d'interdiction & de punition exemplaire tant contre les Imprimeurs que contre les Afficheurs.

XCVIII.

Tous dommages-interêts, ainsi que les amendes encourues pour contravention aux Présentes, & prononcées par les Juges, seront appliqués au profit de la Bourse commune, & perçus par le Receveur de chaque Communauté, lequel sera tenu de s'en charger dans la recette de son compte.

Registrés, oüi le Procureur Géneral du Roy, pour être exécutés selon leur forme & teneur, & jouir par l'Impétrant de l'effet & contenu en iceux, aux charges, clauses & conditions portées par l'Arrêt de ce jour. A Paris en Parlement, le treize Août mil sept cent trente-un. Signé, YSABEAU.

DÉCLARATION

Concernant les Chirurgiens des Provinces.

LOUIS par la Grace de Dieu, Roy de France & de Navarre : A tous ceux qui ces Présentes Lettres verront : SALUT. Le désir que Nous avons de procurer l'avancement des Arts utiles au bien public, Nous a engagé de rétablir par notre Edit du mois de Septembre 1723. notre premier Chirurgien dans le droit de nommer & commettre à l'avenir dans les Communautés des Maîtres Chirurgiens des principales Villes de notre Royaume, des Lieutenans & Greffiers ; & comme Nous n'avons rétabli notre premier Chirurgien dans ce droit, que pour le mettre en état de procurer le progrès de la Chirurgie, & de faire observer une discipline exacte dans l'exercice d'un Art si nécessaire, Nous avons crû devoir ordonner par cet Edit qu'en attendant qu'il fût pourvû par Nous de Statuts à chaque Communauté de Chirurgiens de notre Royaume, ceux de notre Ville de Versailles y seroient observés; mais comme la différence des lieux où il y a des Chirurgiens établis, exige une différence dans les Réglemens qui peuvent convenir à une Ville où il y a Corps & Communauté de Chirurgiens, & qui ne peuvent s'exécuter ni dans une Ville inférieure où il y a un trop petit nombre pour former Communauté, ni dans des Bourgs & Villages, Nous avons crû que rien ne contribueroit davantage au bon ordre & à la discipline dans la Chirurgie, que de former des Statuts qui renfermant des régles générales également nécessaires dans tous les lieux, distingueroient aussi les Réglemens particuliers qui conviennent, soit aux Villes considérables, soit aux Villes plus médiocres, soit enfin aux Bourgs & Villages où il y auroit des Chirurgiens: Le même motif nous a fait connoître que le droit que Nous avons donné par notre Edit de 1723. à notre premier Chirurgien de nommer des Lieutenans seulement dans toutes les Villes où il y a Archevêché, Evêché, Parlement, Baillage ou Sénéchaussée ressortissant nuement en nos Cours & non dans d'autres, formoit un empêchement considérable à la vûe que Nous avons eue, y ayant des Villes qui ne ressortissent nuement en nos Cours où il y a un nombre suffisant de Chirurgiens pour former une Communauté; ainsi Nous avons jugé convenable de fixer l'établissement des Lieutenans aux Villes où les Chirurgiens se trouvent en nombre suffisant pour rendre cette fonction nécessaire: Nous avons crû enfin qu'il convenoit de prévenir ou de faire cesser les difficultés qui pourront naître, & sont nées en effet dans quelques lieux où les Officiers de Police ont crû être en droit d'exiger un serment des Lieutenans & Greffiers de notre premier Chirurgien. C'est dans ces différentes vûes que désirant contribuer autant qu'il Nous est possible à l'avantage d'une Profession si nécessaire au Public, & seconder le zéle du Sieur Mareschal pour le bien de la Chirurgie dont il Nous donne des nouvelles marques tous les jours; Nous avons fait examiner en notre Conseil les Statuts qu'il Nous a fait présenter pour la perfection de la Chirurgie, & les ayant trouvés dignes de notre approbation il ne Nous reste plus qu'à leur donner force de Loi, pour mettre tous les Chirurgiens établis dans les Provinces de notre Royaume en état de s'y conformer, & de les réduire en pratique.

A CES CAUSES, après Nous avoir fait représenter les Edits, Déclarations,

Déclarations & Ordonnances concernant les Droits & Privileges de notre premier Chirurgien, les Statuts attachés sous le contre-Scel de la présente Déclaration contenus en quatre-vingt-dix-huit articles; de l'avis de notre Conseil & de notre pleine puissance & autorité Royale, Nous avons par notre présente Déclaration dit, statué & ordonné, disons, statuons & ordonnons, voulons & Nous plaît ce qui suit.

ARTICLE PREMIER.

CONFIRMANT en tant que besoin seroit par ces Présentes les Droits & Privileges accordés à notre premier Chirurgien, en qualité de Chef & Garde des Statuts & Privileges de la Chirurgie, & l'Edit du mois de Septembre 1723. ordonnons que dans l'étendue de notre Royaume, Pays, Terres & Seigneuries de notre obéissance sans exception d'aucune Province, notre premier Chirurgien jouisse du droit de nommer un Lieutenant & un Greffier dans chacune des Villes où il y a actuellement six Chirurgiens au moins, quoique la Jurisdiction de ces Villes ne ressortisse point nuement en nos Cours; dérogeant à cet égard à la disposition de notredit Edit du mois de Septembre 1723. sans cependant qu'il en puisse nommer dans les autres Villes & lieux, quand bien même la Jurisdiction ressortiroit nuement en nos Cours.

II.

VOULONS que ces Lieutenans & Greffiers de notre premier Chirurgien exercent leur commission, sans être obligés de prêter d'autre serment qu'entre ses mains, en la maniere accoutumée; & en cas d'absence entre les mains du plus ancien Prévôt en Charge ou Doyen de la Communauté, qui seront commis à cet effet par notre premier Chirurgien.

III.

ORDONNONS que les Statuts attachés sous le contre-Scel des Présentes, & contenus en quatre-vingt-dix-huit articles, soient gardés & observés dans toutes les Communautés des Chirurgiens & par tous les Chirurgiens des Villes, Bourgs & lieux de notre Royaume, dans lesquels il n'y a pas encore eu des Statuts partiliers revêtus de nos Lettres Patentes, & enregistrés dans nos Cours de Parlement: & à l'égard des Communautés des Maîtres Chirurgiens qui ont des Statuts particuliers dûement autorisés, elles feront tenues de Nous les repréfenter dans fix mois, à compter du jour de l'enregiftrement de nos préfentes Lettres dans nos Cours de Parlement, avec les Mémoires qu'elles jugeront à propos d'y joindre, pour après que le tout aura été vû & examiné dans notre Confeil y être fait les additions, retranchemens ou changemens néceffaires, afin d'établir une police & une difcipline uniforme dans tout notre Royaume, en ce qui concerne la Chirurgie; voulons cependant que lefdits Statuts particuliers continuent d'être obfervés par provifion dans les lieux pour lefquels ils ont été faits; à la charge qu'il ne pourra être exigé de moindres épreuves des Afpirans à l'Art de Chirurgie, que celles qui font prefcrites par les préfens Statuts, ni reçu defdits Afpirans de plus grands droits que ceux qui y font fixés; à l'effet de quoi dérogeons dès-à préfent aufdits Statuts particuliers en ce qui pourroit y être contraire aux régles établies par lefdits préfens Statuts fur les épreuves & fur les droits aufquels lefdits Afpirans feront affujettis; & faute par lefdites Communautés qui ont des Statuts particuliers dûement autorifés, de nous les repréfenter avec leurs Mémoires dans le tems de fix mois ci-deffus marqués; ordonnons que les préfens Statuts y feront feuls obfervés diffinitivement felon leur forme & teneur, le tout à l'exception de la Communauté des Maîtres Chirurgiens de notre bonne Ville de Paris, laquelle nous n'entendons comprendre dans aucune des difpofitions du préfent article; Voulons que ces Statuts faits par ladite Communauté, autorifés par Lettres Patentes des mois de Septembre 1699. & de Janvier 1701. régiftrés en notre Cour de Parlement féante à Paris le trois Février 1701. continuent d'être inviolablement obfervés felon leur forme & teneur, fans qu'il puiffe y être changé ni innové à l'occafion des Préfentes, ou des nouveaux Statuts qui y font attachés. SI DONNONS EN MANDEMENT à nos amez & feaux les Gens tenans notre Cour de Parlement à Paris, que ces Préfentes ils ayent à faire lire, publier & regiftrer, & le contenu en icelles garder & exécuter felon leur forme & teneur; CAR tel eft notre plaifir, en témoin dequoi Nous avons fait mettre notre Scel à cefdites Préfentes. DONNE' à Marly le vingt-quatriéme jour de Février l'an de Grace mil fept cent trente, & de notre Regne le quinziéme. *Signé*, LOUIS; *Et plus bas*, par le Roy, PHELYPEAUX.

EXTRAIT DES REGISTRES de Parlement.

VEU par la Cour la Déclaration du Roy donnée à Marly le vingt-quatre Février mil sept cent trente, *signée* LOUIS, *& plus bas* par le Roy, PHELYPEAUX, & scellée du grand Sceau de cire jaune, obtenue par le sieur Georges Mareschal, Ecuyer, Conseiller du Roy, son premier Chirurgien; par laquelle pour les causes y contenues, le Seigneur Roy a dit, statué & ordonné, veut & lui plaît ce qui suit. ARTICLE PREMIER. En confirmant en tant que besoin seroit les Droits & Privileges accordés à l'Impétrant en qualité de Chef & Garde des Statuts & Privileges de la Chirurgie, & l'Edit du mois de Septembre 1723. que dans l'étendue de son Royaume, Pays, Terres & Seigneuries de son obéissance, sans exception d'aucune Province, l'Impétrant son premier Chirurgien jouisse du droit de nommer un Lieutenant & un Greffier dans chacune des Villes où il y a actuellement six Chirurgiens au moins, quoique la Jurisdiction de ces Villes ne ressortisse point nuement en ses Cours; dérogeant à cet égard à la disposition de sondit Edit du mois de Septembre 1723. sans cependant qu'il en puisse nommer dans les autres Villes & lieux, quand bien même la Jurisdiction ressortiroit nuement en ses Cours. ARTICLE SECOND. Veut que ces Lieutenans & Greffiers dudit Impétrant exercent leur Commission, sans être obligés de prêter d'autre serment qu'entre ses mains, en la maniere accoutumée, & en cas d'absence entre les mains du plus ancien Prévôt en Charge, ou Doyen de la Communauté, qui seront commis à cet effet par ledit Impétrant. ARTICLE TROIS. Ordonne ledit Seigneur Roy que ces Statuts attachés sous le contre-Scel de ladite Déclaration & contenus en quatre-vingt-dix-huit articles, soient gardés & observés dans toutes les Communautés des Chirurgiens & par tous les Chirurgiens des Villes, Bourgs & lieux de son Royaume, dans lesquels il n'y a pas encore eu de Statuts particuliers revêtus de ses Lettres Patentes & enregistrées en ses Cours; & à l'égard des Communautés des Maîtres Chirurgiens qui ont des Statuts particuliers dûement autorisés, elles seront tenues de les représenter audit Seigneur Roy dans six mois, à compter du jour de l'enregiſtrement de la ſuſdite Déclaration dans ſes Cours avec les Mémoires qu'elles jugeront à propos d'y joindre, ainſi qu'il eſt plus au long contenu eſdits trois articles de ladite Déclaration à la Cour adreſſans. Vû auſſi leſdits Statuts & Réglemens contenus en quatre-vingt-dix-huit articles attachés ſous le Contre-Scel de ladite Déclaration, enſemble la Requête préſentée à la Cour par ledit Sieur Mareſchal, à fin d'enregiſtrement de ladite Déclaration & deſdits Statuts, Concluſions du Procureur Géneral du Roy : Oüi le Rapport de Meſſire Jean Delpech, Conſeiller, tout conſideré : LA COUR ordonne que ladite Déclaration avec leſdits Statuts ſeront enregiſtrés au Greffe d'icelle, pour être exécutés ſelon leur forme & teneur, & jouir par l'Impétrant de l'effet & contenu en icelle & eſdits Statuts, à la charge que les Lieutenans & Greffiers ci-devant établis dans les Villes & Bourgs dans leſquels il n'y a pas au moins ſix Chirurgiens demeureront ſupprimés; comme auſſi qu'il ne pourra être établi des Lieutenans & Greffiers, que dans les Villes dans leſquelles il y aura au moins ſix Chirurgiens actuellement demeurans dans leſdits Villes & Fauxbourgs, ſans que dans le nombre deſdits ſix Chirurgiens on puiſſe y comprendre les Chirurgiens demeurans dans les Villages & lieux dépendans deſdites Villes; & auſſi à la charge qu'il ſera libre à toutes ſortes de perſonnes d'envoyer querir en cas de beſoin tels Chirurgiens que bon leur ſemblera, dans telles Villes, Bourgs ou Villages qu'elles aviſeront bon être, ſans être contraints à ſe ſervir des Chirurgiens des Villes, Bourgs ou Villages de leurs réſidences. Fait en Parlement le treiziéme Août mil ſept cent trente-un. Collationné. *Signé*, YSABEAU.

www.ingramcontent.com/pod-product-compliance
Lightning Source LLC
LaVergne TN
LVHW050459160826
845677LV00003B/842
* 9 7 8 2 3 2 9 6 6 4 9 6 5 *